HEXENKRÄUTER AUS FERNEN LÄNDERN

Exotische Rezepturen und ihre Geheimnisse

Mag. Eva Prasch

CONTENTS

web:
https://evaprasch.com/

EINLEITUNG:

DIE MAGIE DER KRÄUTER AUS ALLER WELT

Stell dir vor, du hättest einen Garten voller verborgener Schätze, deren Kraft Menschen seit Jahrtausenden fasziniert. Kräuter sind genau solche Schätze.

Sie sind nicht nur einfache Pflanzen, sondern wahre Wunderwerke der Natur, die von Heilerinnen und Hexen, von Köchen und Alchemisten genutzt wurden, um Heilung, Schutz und Wohlstand zu bringen.

Bedeutung von Kräutern in der Magie und Heilkunde

In der Magie und Heilkunde spielen Kräuter eine zentrale Rolle – sie verbinden das Wissen unserer Ahnen mit den Geheimnissen der Natur. Schon seit jeher haben Menschen die Kraft der Pflanzen genutzt, um Energien zu lenken, Rituale zu stärken und ihre Gesundheit zu fördern.

Die Magie der Kräuter liegt in ihrer Vielseitigkeit und ihrer natürlichen Verbindung zur Erde. Sie stehen für Heilung, Schutz, Klarheit und Transformation – ihre Anwendung geht weit über die Küche oder das Medizinschränkchen hinaus.

● *Die Faszination für exotische Kräuter und deren besondere Wirkung*

Besonders die exotischen Kräuter aus fernen Ländern üben eine besondere **Faszination** aus. Sie sind nicht nur fremdartig und spannend, sondern tragen oft auch ein uraltes Wissen in sich, das tief in den Traditionen und Kulturen ihrer Herkunft verwurzelt ist. Vom heilenden Ginseng der asiatischen Berge bis hin zum magischen Palo Santo aus den Wäldern Südamerikas – jedes Kraut hat seine eigene Geschichte, seine eigene Energie, seine eigene Magie.

● *Ein Überblick über die Reise zu alten Weisheiten und Rezepturen*

Diese Reise durch die Welt der exotischen Kräuter führt dich zu den Ursprüngen alter Weisheiten und Rezepturen. Du wirst entdecken, wie diese Kräuter seit Jahrhunderten genutzt wurden, um das Leben zu bereichern, die Gesundheit zu fördern und magische Rituale zu gestalten.

Lass dich von den Traditionen verschiedener Kulturen inspirieren, und lerne, wie auch du die Kraft dieser besonderen Pflanzen in dein Leben integrieren kannst. Tauche ein in die Welt der magischen Kräuter und lass dich von ihrer Kraft verzaubern – eine Kraft, die so alt ist wie die Menschheit selbst.

KAPITEL 1: DIE WELT DER HEXENKRÄUTER – URSPRUNG UND TRADITION

1.1 Die Rolle der Kräuter in der Magie

Hast du dich jemals gefragt, warum Kräuter eine so zentrale Rolle in der Magie spielen? Es liegt daran, dass jede Pflanze eine einzigartige Energie besitzt. Kräuter sind wie Schlüssel, die dir helfen, bestimmte Türen zu öffnen – sei es für Schutz, Heilung oder spirituelle Klarheit. Salbei reinigt Energien, Rosmarin stärkt die Erinnerung, und Lavendel bringt Ruhe in deinen Geist. In der Magie nutzt du diese natürlichen Kräfte, um deine Rituale zu unterstützen und deine Wünsche zu manifestieren. Kräuter können dir helfen, dich mit der Natur zu verbinden und deine eigene Energie zu stärken. Stell dir vor, du bereitest eine Räucherung vor oder legst ein Schutzbündel an – die Kräuter in deinen Händen tragen die uralte Weisheit der Erde in sich und stehen dir als Verbündeter zur Seite.

1.2 Heilerinnen und Hexen: Die Hüterinnen des alten Wissens

In einer Zeit, in der es keine modernen Heilmethoden gab, waren es oft die Heilerinnen und Kräuterfrauen, die den Menschen geholfen haben. Sie kannten die Geheimnisse der Pflanzen und wussten genau, welche Kräuter für Heilung, Schutz oder Wohlbefinden eingesetzt werden konnten. Vielleicht hast du schon einmal von Hexen gehört, die mit Kräutern zauberten – das ist kein Mythos. Diese Frauen waren nicht nur Magierinnen, sondern auch Bewahrerinnen eines tiefen Wissens über die Natur. Ihr Wissen wurde oft im Verborgenen weitergegeben, von Mutter zu Tochter oder von Lehrerin zu Schülerin. Heute kannst du dieses Wissen wiederentdecken. Wenn du mit Kräutern arbeitest, trittst du in die Fußstapfen dieser Frauen, die die Weisheit der Natur verstanden und bewahrt haben. Du kannst von ihnen lernen, wie du die Kraft der Pflanzen bewusst für dich nutzen kannst.

1.3 Vom regionalen Wissen zur globalen Magie: Wie Kräuterreisen Wissen verbreiteten

Es ist spannend zu sehen, wie das Wissen über Kräuter seinen Weg in die Welt gefunden hat. Früher kannten die Menschen nur die Pflanzen, die in ihrer Region wachsen. Doch mit den Handelsrouten kamen exotische Kräuter in neue Länder – und mit ihnen neues Wissen. Stell dir vor, wie eine Heilerin zum ersten Mal Ingwer in den Händen hielt oder Myrrhe riechen durfte. Diese fremden Pflanzen wurden schnell in die magischen und heilenden Praktiken integriert. Heute hast auch du Zugang zu Kräutern aus aller Welt. Ob Kurkuma aus Indien, Damiana aus Südamerika oder Salbei aus den USA – sie alle tragen ihre eigene Magie in sich. Du kannst sie in deine Rituale einbinden und so die Vielfalt der globalen Kräutermagie nutzen.

Die Geschichte der Kräuter zeigt dir, wie verbunden die Welt ist – und wie du dieses Wissen in deinem Leben einsetzen kannst. Du bist Teil einer jahrhundertealten Tradition, die dir die Türen zu einer Welt voller Magie und Heilung öffnet. Nutze sie, um dich und deine Umgebung zu bereichern!

KAPITEL 2: EXOTISCHE KRÄUTER UND IHRE BESONDEREN EIGENSCHAFTEN.

•

2.1 Kräuter aus Asien: Ginseng, Gotu Kola und Sternanis

Asien ist eine Schatzkammer der Natur, gefüllt mit Kräutern, die Kraft und Weisheit schenken. Ginseng, die „Wurzel des Lebens", ist dein Begleiter, wenn du Energie brauchst. Diese kräftigende Wurzel hilft dir, Stress besser zu bewältigen und deinen Geist zu schärfen. Gotu Kola, auch als „Tigergras" bekannt, stärkt deine geistige Klarheit und schenkt dir Ruhe. Es wird oft in der Meditation verwendet, um einen tieferen Zugang zu dir selbst zu finden. Sternanis hingegen bezaubert durch seinen intensiven Duft und seine reinigende Energie. Er schützt dich vor negativen Einflüssen und bringt Klarheit in schwierige Entscheidungen. Mit diesen Kräutern kannst du die Weisheit Asiens in deine Rituale und deinen Alltag bringen.

2.2 Kräuter aus Afrika: Teufelskralle,

Baobab-Blätter und Imphepho

Afrikas Kräuter strahlen Stärke und Erdverbundenheit aus. Die Teufelskralle ist ein wahres Wundermittel, wenn es um Gelenkschmerzen und Entzündungen geht. Sie bringt dir Linderung und unterstützt deinen Körper dabei, ins Gleichgewicht zu kommen. Die Baobab-Blätter stammen vom mächtigen Affenbrotbaum und stecken voller Nährstoffe. Sie stärken Ihre Abwehrkräfte und schenken Ihnen Vitalität. Imphepho ist in der afrikanischen Spiritualität tief verwurzelt und wird verwendet, um Räume zu reinigen und mit den Geistern der Ahnen in Kontakt zu treten. Sein Rauch schafft eine heilige Atmosphäre und hilft dir, dich mit deiner inneren Weisheit zu verbinden.

2.3 Kräuter aus Südamerika: Maca, Damiana und Palo Santo

Südamerikas Kräuter sind voller Energie und Leidenschaft. Die Maca-Wurzel, oft auch als „Superfood der Anden" bezeichnet, gibt dir Kraft und Vitalität. Sie hilft dir, dich gestärkt und ausgeglichen zu fühlen. Damiana ist bekannt für ihre aphrodisierenden Eigenschaften und wirkt gleichzeitig beruhigend auf deinen Geist. Sie fördert emotionale Balance und Leidenschaft. Palo Santo, das „heilige Holz", wird für Räucherungen genutzt, um deine Energien zu reinigen und einen Raum der Harmonie zu schaffen. Sein wärmerer, erdiger Duft umhüllt dich und bringt Frieden in deinen Alltag.

2.4 Kräuter aus dem Orient: Safran, Kurkuma und Schwarzkümmel

Die Kräuter des Orients sind reich an Geschichte und Magie. Safran, das kostbare „Gold der Gewürze", hebt nicht nur den Geschmack deiner Speisen, sondern auch deine

Stimmung. Es stärkt deine Kreativität und schenkt dir Lebensfreude. Kurkuma, die goldene Wurzel, ist bekannt für ihre entzündungshemmenden Eigenschaften und fördert deine Gesundheit. Schwarzkümmelöl, von dem es heißt, es ist heilig „jede Krankheit außer den Tod", unterstützt dein Immunsystem und bringt Harmonie in dein Leben. Diese orientalischen Kräuter verbinden dich mit uraltem Wissen und der Wärme des Orients.

2.5 Hexenkräuter der Südsee: Kava-Kava, Nonifrucht und Pandan

Die Kräuter der Südsee laden dich ein, Gelassenheit und inneren Frieden zu finden.
Kava-Kava ist ein Kraut, das dir hilft, Stress und Ängste loszulassen. Es Entspannung fördert und Klarheit in deinem Geist.
Die **Nonifrucht** stärkt deine Vitalität und Abwehrkräfte, während **Pandan** mit seinem süßlichen Aroma nicht nur deine Küche bereichert, sondern auch magische Rituale unterstützt.

Diese Kräuter tragen die sanfte Magie des Südsees in sich und helfen dir, deine innere Balance zu finden.

Mit diesen exotischen Kräutern kannst du deine Rituale und deinen Alltag bereichern. Sie eröffnen dir neue Wege, die Weisheit und Kraft der Natur aus aller Welt zu nutzen.
Probier sie aus und entdecke, wie sie dein Leben verzaubern kann!

KAPITEL 3: DIE MAGIE DER REZEPTUREN – VON HEILUNG BIS ZU SCHUTZRITUALEN

3.1 Heilende Zaubertränke: Kräutermixturen für Gesundheit und Wohlbefinden

Stell dir vor, du bereitest einen Zaubertrank vor, der dich von innen heraus stärkt. Heilende Kräutertees und Tinkturen sind eine wunderbare Möglichkeit, deine Gesundheit zu fördern und dein Wohlbefinden zu steigern.

Ein Tee aus **Ingwer, Kurkuma und Honig** wärmt dich von innen und stärkt dein Immunsystem. Oder probiere eine Mixtur aus **Lavendel und Melisse**, die deinen Geist beruhigt und dir bei stressigen Tagen hilft, zur Ruhe zu kommen.

Kräutermischungen sind magische Verbündete, die dir helfen, Körper und Seele in Einklang zu bringen. Wichtig ist, dass du die Zubereitung mit Achtsamkeit und einer klaren Absicht verbindest – das verstärkt die Wirkung der Pflanzen.

3.2 Schutzamulette und Kräuterbeutel: Traditionelle Anwendungen zum Abwehren negativer Energien

Kennst du die Kraft von Schutzamulette und Kräuterbeuteln?
Sie sind einfache, aber wirkungsvolle Werkzeuge, um dich vor negativen Energien zu schützen. Fülle einen kleinen Stoffbeutel mit schützenden Kräutern wie **Salbei, Rosmarin und Thymian**. Trage ihn bei dir oder hänge ihn in deinem Zuhause auf, um eine energetische Barriere zu schaffen.

Wenn du ein Amulett trägst, kannst du es mit einem Tropfen **Kräuteröl**, etwa aus **Wacholder oder Schwarzkümmel**, energetisch aufladen. Während du deinen Kräuterbeutel oder dein Amulett herstellst, konzentrierst du dich darauf, welche Energie du einladen und welche du fernhalten möchtest.

So wird aus einem einfachen Beutel ein mächtiger Schutzzauber.

3.3 Räucherungen für die Seele: Die spirituelle Kraft exotischer Kräuter

Räucherungen sind eine der ältesten Methoden, um mit Kräutern zu arbeiten. Der aufsteigende Rauch verbindet dich mit der spirituellen Welt und reinigt deine Umgebung von belastenden Energien.

Palo Santo aus Südamerika ist perfekt, um deine Räume mit positiver Energie zu füllen.

Salbei vertreibt Negatives, während **Lavendel** Ruhe und Entspannung bringt. Du kannst deine eigene Räuchermischung erstellen, indem du getrocknete Kräuter kombinierst, die dich ansprechen. Achte darauf, während des Räucherns Deine Absicht

klar zu setzen – ob Reinigung, Schutz oder Stärkung.
Der Duft der Kräuter wird nicht nur deinen Raum, sondern auch deine Seele berühren.

3.4 Liebeszauber und Anziehung: Magische Rezepturen für Herz und Sinne

Wenn du Liebe und Anziehung in dein Leben einladen möchtest, kannst du magische Kräutermischungen nutzen, die dein Herz öffnen und dich mit anderen verbinden.

Eine einfache Möglichkeit ist ein **Liebeszaubertee** aus **Rosenblüten, Damiana und Zimt**.

Während du den Tee bereitest, denke an die Liebe, die du in deinem Leben manifestieren möchtest – sei es die Liebe zu dir selbst oder zu einem anderen Menschen. Auch eine Räuchermischung mit **Sandelholz, Kardamom und Muskatnuss** kann dir helfen, Anziehungskraft und Leidenschaft zu stärken. Denk daran: Die Kraft des Zaubers liegt in deiner Absicht, und die Kräuter sind deine unterstützenden Helfer.

3.5 Traumreisen und Visionen: Kräuter, die helfen, das Unbewusste zu erforschen

Manche Kräuter haben die Fähigkeit, deine Träume zu intensivieren und dich auf eine Reise ins Unbewusste mitzunehmen.

Beifuß ist ein mächtiges Kraut für Traumreisen – du kannst ihn räuchern oder Tee trinken, bevor du schlafen gehst.

Auch **Blaue Lotusblüten** oder **Kava-Kava** sind dafür bekannt, Visionen zu fördern und deine spirituelle Verbindung zu stärken.

Erstelle dir ein Ritual vor dem Schlafengehen: Trinke eine Kräutermischung oder lege einen kleinen Beutel mit getrocknetem Lavendel und Kamille unter dein Kopfkissen. Die Pflanzen werden dir helfen, deine Träume bewusster zu erleben und vielleicht Antworten auf deine innersten Fragen zu finden.

Mit diesen magischen Rezepturen kannst du die Kraft der Kräuter in dein Leben bringen – sei es für Heilung, Schutz oder spirituelle Entwicklung. Experimentiere, finde deine Lieblingsmischungen und spüre, wie die Natur dich auf deinem Weg begleitet!

KAPITEL 4: EXOTISCHE KRÄUTER IN DER KÜCHE – MAGIE AUF DEM TELLER

In der Küche kannst du die Magie exotischer Kräuter direkt erleben. Sie bringen nicht nur Geschmack, sondern auch heilende und energetisierende Eigenschaften in Deine Gerichte.

Ein ähnliches Beispiel ist ein **Kurkuma-Latte:** Die goldene Milch wärmt dich, stärkt dein Immunsystem und wirkt entzündungshemmend.

Oder wie wäre es mit einem **Salat, der frische Minzblätter und Granatapfelkerne** kombiniert? Diese Zutaten beleben deine Sinne und fördern die Verdauung. In der kulinarischen Magie geht es darum, Zutaten bewusst auszuwählen und mit einer klaren Absicht zu verwenden. Jeder Bissen wird so zu einem Akt der Selbstheilung und des Genusses.

4.2 Liebestränke und aphrodisierende Speisen

Wenn Sie Liebe und Leidenschaft in Ihr Leben einladen möchten, können bestimmte Kräuter und Gewürze Ihnen helfen. Ein selbstgemachter Liebestrank mit Rosenblüten, Zimt und Kardamom kann nicht nur dein Herz erwärmen, sondern auch romantische Energien anziehen. Für ein verführerisches Gericht kannst du mit Muskatnuss, Safran oder Ingwer experimentieren – alles Gewürze, die seit Jahrhunderten als aphrodisierend gelten. Während du den Trank oder die Speise bereitest, fokussiere dich auf deine Absicht, Liebe und Verbindung zu fördern. Diese magischen Zutaten wirken nicht nur auf den Körper, sondern auch auf die Seele.

4.3 Kraftspendende Suppen und Tees: Kräuter in der täglichen Ernährung

Manchmal brauchst du einfach eine kleine Stärkung, und genau hier kommen kraftspendende Suppen und Tees ins Spiel. Eine Suppe mit Ingwer, Kurkuma und Kokosmilch kann dir neue Energie geben und deinen Körper von innen wärmen. Für deinen Alltag eignen sich auch Tees aus Kräutern wie Ginseng oder Gotu Kola, die dich beleben und deine Konzentration fördern. Diese Rezepte sind nicht nur gesund, sondern auch magisch – denn sie verbinden dich mit der heilenden Kraft der Natur. Mit jedem Schluck oder Löffel nimmst du Energie auf, die dich durch den Tag trägt.

4.4 Die Bedeutung der Rituale beim Kochen mit Kräutern

Beim Kochen mit Kräutern kannst du kleine Rituale einfließen lassen, die deine Gerichte noch magischer machen. Beginne zum

Beispiel damit, die Kräuter bewusst auszuwählen.

Während du sie hackst oder zerreibst, kannst du eine Absicht setzen, sei es Heilung, Liebe oder Schutz.

Das Kochen wird so zu einem meditativen Prozess, bei dem du nicht nur deinen Körper, sondern auch deinen Geist nährst.
Achte darauf, mit Dankbarkeit und Respekt vor den Zutaten zu arbeiten – diese Energie fließt in dein Essen und bereichert nicht nur dich, sondern auch diejenigen, die es genießen.

Mit exotischen Kräutern kannst du die Magie der Natur direkt auf deinen Teller bringen. Sie machen Ihre Gerichte nicht nur aromatisch, sondern auch kraftvoll und bedeutungsvoll.

Probiere es aus und entdecke, wie du durch bewusste Zubereitung nicht nur deinen Körper, sondern auch deinen Geist stärkst!

KAPITEL 5: RITUALE UND ANWENDUNGEN FÜR ZUHAUSE

5.1 Kräuter für das eigene Kräuteraltar: Anbau exotischer Pflanzen zu Hause

Hast du dir schon einmal überlegt, deinen eigenen Kräuteraltar zu gestalten?

Ein solcher Altar ist nicht nur ein magischer Ort, sondern auch eine persönliche Verbindung zur Natur. Du kannst ihn mit selbst angebauten Kräutern wie **Basilikum, Minze** oder exotischen Pflanzen wie **Zitronengras oder Rosmarin** schmücken.
Exotische Kräuter wie **Gotu Kola oder Koriander** gedeihen auch in Töpfen und lassen sich leicht auf deinen Balkon oder Fensterbrett ziehen.

Während du die Pflanzen pflegst, baust du eine tiefe Beziehung zu ihnen auf. Sie wachsen nicht nur für deine Rituale, sondern auch durch deine Energie. Gestalte deinen Altar mit kleinen Kristallen, Kerzen und vielleicht einem Räucherstäbchen – ein Platz, an dem du dich mit der Kraft der Kräuter verbinden kannst.

5.2 Herstellung von Tinkturen und Ölen: Eine praktische Anleitung

Tinkturen und Öle sind eine wunderbare Möglichkeit, die Kraft der Kräuter zu konzentrieren und länger haltbar zu machen. Für eine Tinktur brauchst du frische oder getrocknete Kräuter und hochprozentigen Alkohol, wie Wodka.

Fülle ein Schraubglas zur Hälfte mit den Kräutern, übergieße sie mit Alkohol und lasse die Mischung zwei bis vier Wochen an einem dunklen Ort ziehen. Schüttle das Glas regelmäßig, damit die Kräuter ihre Wirkstoffe freigeben. Nach dem Ziehen filterst du die Tinktur durch ein feines Sieb. Ähnlich einfach ist es mit Ölen: Verwende ein gutes Basisöl, etwa **Oliven- oder Mandelöl**, und lege die Kräuter hinein. Nach einigen Wochen hast du ein duftendes und kraftvolles Kräuteröl, das du für Massagen, Salben oder Rituale nutzen kannst.

5.3 Das magische Räuchern – Wirkung und Anleitung für Zuhause

Räuchern ist eine der ältesten Formen, mit Kräutern zu arbeiten. Es reinigt die Energie deines Zuhauses und schafft eine magische Atmosphäre. Wähle Kräuter wie **Salbei, Lavendel oder Palo Santo**, die besonders gereinigt und beruhigend wirken.

Für das Räuchern brauchst du eine feuerfeste Schale, Räucherkohle und deine Kräuter. Zünde die Kohle an, lege die Kräuter darauf und lass den Rauch durch den Raum ziehen. Du kannst die Ecken deines Zimmers besonders betonen, um alte Energien zu lösen. Während des Räucherns ist deine Absicht entscheidend – ob du Schutz suchst, reinigen möchtest oder Frieden einladen willst. Lass dich von den Düften tragen und spüre, wie dein Raum und dein Geist leichter werden.

5.4 Mondphasen und ihre Bedeutung für die Arbeit mit Kräutern

Der Mond beeinflusst nicht nur die Natur, sondern auch die Magie der Kräuter. Nutze die Mondphasen, um deine Rituale und die Arbeit mit Kräutern zu verstärken. Während des Neumonds kannst du neue Projekte starten, Samen säen oder Kräuterpflanzen.

Der zunehmende Mond ist ideal, um Tinkturen oder Öle herzustellen, die Wachstum und Energie fördern. Zum Vollmond erstrahlen die Energien der Kräuter in voller Kraft – eine perfekte Zeit, um zu ernten, Räucherungen zu machen oder Schutzamulette herzustellen.

Beim abnehmenden Mond kannst du mit Kräutern arbeiten, die Reinigung und Loslassen unterstützen, etwa Salbei oder Wacholder. Indem du dich mit den Mondphasen verbindest, kannst du die natürliche Energie der Kräuter noch intensiver nutzen.

Mit diesen einfachen, aber kraftvollen Ritualen kannst du die Magie der Kräuter in dein Zuhause bringen. Lass dich von ihrer Energie inspirieren und entdecken, wie sie dir helfen kann, deinen Alltag bewusster und magischer zu gestalten.

KAPITEL 6: ALTES WISSEN NEU ENTDECKEN.

6.1 Die Verbindung zwischen moderner Naturheilkunde und traditioneller Kräutermagie

Hast du schon bemerkt, wie sehr die moderne Naturheilkunde von altem Wissen inspiriert ist?

Viele der Methoden, die heute in der Pflanzenheilkunde angewendet werden, haben ihren Ursprung in der Kräutermagie und den Praktiken unserer Vorfahren.

Heilpflanzen wie **Kamille, Salbei oder Lavendel** werden sowohl in der Naturmedizin als auch in Ritualen eingesetzt. Während die Wissenschaft die Wirkstoffe untersucht und nutzt, betont die Kräutermagie die energetische Kraft und die spirituelle Verbindung der Pflanzen.

Du kannst beides miteinander kombinieren: Verwende Kräuter nicht nur wegen ihrer Heilwirkung, sondern auch, um deine Absicht zu stärken. Ein Kräutertee, den du mit Bedacht bereitest, wird so zu einem heilenden Ritual – für deinen Körper und deinen Geist.

6.2 Die Bedeutung von Achtsamkeit bei der Anwendung von Kräutern

Wenn du mit Kräutern arbeitest, ist Achtsamkeit der Schlüssel. Sie sind nicht einfach nur Werkzeuge, sondern lebendige Wesen, die Teil der Natur sind.

Sei dir bewusst, woher die Kräuter stammen und wie sie geerntet wurden. Schon das Berühren und Riechen der Pflanzen kann dir helfen, eine tiefere Verbindung zu ihnen aufzubauen. Wenn Du Kräuter verwendest, tu dies mit einer klaren Absicht.

Zum Beispiel kannst du während der Zubereitung eines Tees einen Moment innehalten, tief atmen und dich darauf konzentrieren, welche Energie du einladen möchtest – Heilung, Ruhe oder Klarheit.

Achtsamkeit bedeutet auch, die Pflanzen mit Respekt zu behandeln und dankbar für ihre Gaben zu sein. So wird jede Anwendung zu einem bewussten Akt, der dich näher zur Natur bringt.

6.3 Die Verantwortung des Wissens:

Nachhaltigkeit und ethische Aspekte

Mit dem Wissen um Kräuter und ihre Magie kommt auch eine Verantwortung. Nicht alle Pflanzen sind unbegrenzt verfügbar, und manche exotische Kräuter werden unter fragwürdigen Bedingungen geerntet. Du kannst einen Beitrag leisten, indem du nachhaltig und achtsam mit den Ressourcen umgehst. Überlege, ob du Kräuter selbst anbauen oder lokale Alternativen nutzen kannst. Achten Sie darauf, fair gehandelte Produkte zu kaufen und auf Wildsammlungen in geschützten Gebieten zu verzichten. Die Natur bietet uns so viel, und es liegt an uns, sie zu schützen. Dieses Bewusstsein macht deine Arbeit mit Kräutern nicht nur ethischer, sondern auch kraftvoller. Denn je mehr du im Einklang mit der Natur handelst, desto stärker wird die Verbindung zwischen dir und den Pflanzen.

Mit diesem Wissen kannst du altes und neues Wissen miteinander verbinden und eine moderne, achtsame Praxis schaffen. Kräuter sind mehr als nur Heilpflanzen – sie sind Begleiter, Lehrer und Verbündete, die dir helfen können, bewusster und respektvoller mit der Welt umzugehen. Nutzen Sie ihr Potenzial mit Dankbarkeit und Verantwortung.

KAPITEL 7: EIN PERSÖNLICHER WEG ZUR KRÄUTERMAGIE

7.1 Das Erstellen des eigenen Kräutermagie-Tagebuchs

Ein Kräutermagie-Tagebuch ist ein wertvoller Begleiter, um deine Erfahrungen mit Kräutern festzuhalten und dein Wissen zu vertiefen. Du kannst darin notieren, welche Kräuter du verwendest, wie du sie einsetzt und welche Wirkung sie auf dich haben. Schreibe auf, welche Rituale du ausprobierst, welche Kombinationen dir besonders gefallen und welche Intentionen du mit den Kräutern verbindest. Dein Tagebuch ist wie ein persönliches Nachschlagewerk, das mit der Zeit wächst. Ergänze es mit Skizzen der Pflanzen, getrockneten Blättern oder kleinen Rezepturen. Es hilft dir, eine tiefere Verbindung zu den Kräutern aufzubauen und deinen eigenen magischen Stil zu entwickeln.

7.2 Die Bedeutung von Intuition bei der Kräuterarbeit

Deine Intuition ist einer der wichtigsten Aspekte, wenn du mit Kräutern arbeitest. Natürlich ist Wissen über die Eigenschaften der Pflanzen wichtig, aber oft zeigt dir dein Gefühl, welche

Kräuter du gerade brauchst. Hör auf deinen Körper und deine innere Stimme:

Welcher Duft spricht dich an?

Welche Pflanze fühlt sich in deinen Händen richtig an?

Lass dich von deiner Intuition leiten, wenn du Kräuter auswählst oder neue Rezepturen ausprobierst. Du kannst deine intuitive Verbindung stärken, indem du regelmäßig mit den Kräutern meditierst oder sie in ihrer natürlichen Umgebung beobachtest. Je offener du für diese innere Führung bist, desto kraftvoller wird deine Arbeit mit Kräutern.

7.3 Vom Wissen zum Tun: Exotische Kräuter als Wegbegleiter im Alltag

Theorie ist wichtig, aber der wahre Zauber entsteht, wenn du das Wissen in die Praxis umsetzt.

Integriere exotische Kräuter in deinen Alltag, sei es durch kleine Rituale, heilende Tees oder selbstgemachte Tinkturen.

Beginne mit einfachen Schritten: Trinke morgens einen Tee aus Ingwer und Kurkuma, um deine Energie zu wecken, oder räuchere Abende mit Palo Santo, um den Tag hinter dir zu lassen. Exotische Kräuter können dich in allen Lebensbereichen unterstützen – sie bringen nicht nur Heilung, sondern auch Inspiration, Schutz und innere Balance. Je mehr du mit ihnen arbeitest, desto natürlicher wird es für dich, sie als Wegbegleiter in dein Leben zu integrieren.

Dieser persönliche Weg zur Kräutermagie ist ein Prozess, der sich mit dir entwickelt. Nimm dir Zeit, experimentiere und lass dich von den Pflanzen leiten. Dein Weg ist einzigartig, und die Kräuter sind treue Verbündete, die dich unterstützen und inspirieren.

Mit deinem Tagebuch, deiner Intuition und deiner Praxis kannst du die Magie der Kräuter in deinem Leben lebendig werden lassen.

SCHLUSSWORT: EIN LEBEN VOLLER KRÄUTERZAUBER

- *Inspiration für den weiteren Weg mit Kräutern*

Stell dir vor, dein Leben ist wie ein Garten voller Kräuter – du kannst aus ihrer Vielfalt schöpfen, dich von ihnen inspirieren lassen und mit ihnen wachsen. Mit jedem Kraut, das du entdeckst, und jeder Anwendung, die du ausprobierst, öffnest du dich ein Stück mehr für die Magie der Natur. Die Arbeit mit Kräutern ist eine Reise, die niemals endet. Es gibt immer etwas Neues zu lernen, zu erfahren und zu fühlen. Lass dich von deiner Neugier leiten, und nimm die Kräuter als ständige Begleiter auf deinem Weg.

- *Die Kraft der Natur als ständige Begleiterin im Alltag*

Die Natur ist kraftvoll und geduldig. Sie schenkt dir alles, was du brauchst – Heilung, Energie, Schutz und Inspiration. Egal, ob du einen Tee aufbrühst, ein Räucherritual machst oder einfach nur den Duft frischer Kräuter einatmest: Du spürst die Verbindung zur Erde, zu dir selbst und zu etwas Größerem. Diese Verbindung kann dir im Alltag Kraft und Ruhe geben, sie kann dich erden und dir helfen, in herausfordernden Zeiten deinen Weg zu finden.

Dein Weg mit den Kräutern ist einzigartig. Er ist so individuell wie deine Absichten, deine Träume und deine Bedürfnisse. Sei offen für das, was dir begegnet ist, und lass die Kräuter dich unterstützen, inspirieren und bereichern. Es ist ein Leben voller Möglichkeiten – voller kleiner Zauber, die deinen Alltag magisch machen.

Jetzt liegt es an dir: Welche Kräuter wirst du als nächstes entdecken? Welches Ritual wirst du ausprobieren? Welche Geheimnisse wirst du entschlüsseln? Die Natur hält ihre Schätze für dich bereit. Tauche ein in den Kräuterzauber, lass dich von ihm tragen und erlebe, wie er dein Leben bereichert. Die Magie ist bereits da – du musst sie nur einladen.

DANK AN LESERINNEN UND LESER

Danke an dich, liebe Leserin, lieber Leser!

Ich möchte dir von Herzen danken, dass du mich auf dieser Reise durch die Welt der Kräuter begleitet hast. Deine Zeit, dein Interesse und deine Offenheit bedeuten mir sehr viel. Es ist etwas Besonderes, dieses alte Wissen und die Magie der Kräuter mit dir zu teilen – und zu wissen, dass du damit vielleicht deinen eigenen Weg findest, die Natur und ihre Schätze noch bewusster zu erleben.

Du hast mit deiner Neugier einen Schritt in eine Welt gemacht, die voller Möglichkeiten, Heilung und Inspiration steckt. Ich hoffe, die Seiten dieses Buches haben dich nicht nur informiert, sondern auch verzaubert, inspiriert und motiviert, die Kräuter als deine treuen Begleiter in dein Leben zu integrieren.

Denke daran: Jeder Tee, jedes Ritual, jeder Kräuterstrauß, den du bindest, ist ein Ausdruck deiner Verbindung zur Natur. Du bist Teil von etwas Größerem, und die Pflanzenwelt ist immer für dich da. Es liegt in deinen Händen, die Magie lebendig zu halten und weiterzugeben – vielleicht auch an die nächste Generation oder an Menschen in deinem Umfeld.

Danke, dass du den Kräutern und ihrer Magie Raum in deinem Leben gibst. Es ist eine große Freude zu wissen, dass dieses alte Wissen durch dich weiterwirken kann. Ich wünsche dir weiterhin viel Freude, Inspiration und unvergessliche Momente mit den Kräutern und ihrer Kraft.

Alles Liebe und ein großes Dankeschön,
Eva

ÜBER MICH

Ich möchte dir ein wenig von mir erzählen und davon, warum ich dieses Buch geschrieben habe.

Schon seit vielen Jahren faszinieren mich Kräuter und ihre Magie. Sie sind für mich weit mehr als Pflanzen – sie sind Lehrer, Begleiter und Heiler. Meine Reise begann mit einfachen Kräutertees und Räucherungen, aber je mehr ich über ihre Kräfte lernte, desto tiefer tauchte ich in diese Welt ein.

Ich habe entdeckt, wie viel Wissen in den alten Traditionen steckt, und wie dieses Wissen uns heute helfen kann, bewusster und achtsamer zu leben. Gleichzeitig fasziniert mich die Verbindung von Kulturen: Wie Kräuter aus aller Welt ihre Geschichten erzählen und wie wir sie in unser modernes Leben integrieren können.

Dieses Buch ist meine Kunst, meine Leidenschaft und mein Wissen mit dir zu teilen. Ich möchte dir zeigen, wie die Natur dir in deinem Alltag helfen kann – sei es durch Heilung, Schutz, Inspiration oder einfach nur durch die Freude, die der Duft eines frischen Kräuterstrausses schenkt.

Mein Ziel war es, ein Buch zu schreiben, das nicht nur informiert, sondern dich auch einlädt, selbst aktiv zu werden. Ich möchte, dass du die Kräuter nicht nur als Worte auf einer Seite siehst, sondern sie fühlst, riechst und schmeckst. Denn in der Verbindung zu den Pflanzen liegt eine besondere Kraft, die uns erdet und uns gleichzeitig wachsen lässt.

Ich hoffe, dass dieses Buch dir neue Türen öffnet und dir die Magie der Kräuter näher bringt. Danke, dass du dich auf diese Reise eingelassen hast – und ich freue mich, dass ich ein kleiner Teil deines Weges sein darf.

Mit herzlichen Grüßen,
Eva

IMPRESSUM